M. FO[illegible]RNIOLS
DE L'UNI[illegible] DE PARIS

M. FOURNIO[illegible]
[illegible]UNIVERSITÉ DE PARIS

CONTRIBUTION A L'ÉTUDE

DE LA

SÉROTHÉRAPIE ANTIDIPHTÉRIQUE

PARIS
Jules ROUSSET
36, Rue Serpente

1901

Dr M. FOURNIOLS
DE L'UNIVERSITÉ DE PARIS

CONTRIBUTION A L'ÉTUDE

DE LA

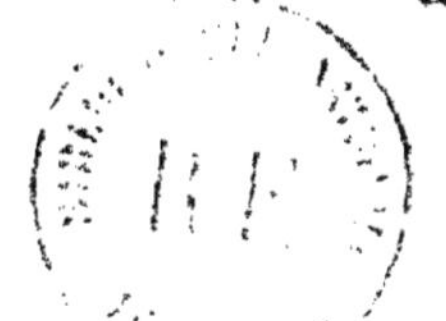

SÉROTHÉRAPIE ANTIDIPHTÉRIQUE

PARIS
Jules ROUSSET
36, Rue Serpente
1902

A LA MÉMOIRE DE MON PÈRE

A LA MÉMOIRE DE MA GRAND'MÈRE

A LA MÉMOIRE DE MON ONCLE

A MA MÈRE BIEN-AIMÉE

A MON ONCLE

A MES PARENTS

A MES AMIS

A MES MAITRES

A MON MAITRE

MONSIEUR LE DOCTEUR LESAGE

Médecin des hôpitaux

A MON PRÉSIDENT DE THÈSE

LE PROFESSEUR RAPHAEL BLANCHARD

Membre de l'Académie de médecine
Professeur à la Faculté de médecine
Chevalier de la Légion d'honneur

INTRODUCTION

Au mois de septembre 1901, notre sympathique et distingué maître, M. le docteur Lesage, prenait le service de M. le professeur Netter à Trousseau.

Nous le suivîmes dans son nouveau service, et c'est là dans ce magnifique champ d'études si merveilleusement dirigé par M. Netter, que M. le docteur Lesage nous suggéra l'idée d'étudier l'état actuel de la sérothérapie.

Nous avons vu pratiquer la sérothérapie avec système et méthode et les beaux résultats obtenus dès les premiers jours n'ont pas tardé à vaincre les derniers scrupules que les classiques avaient encore laissés en nous. Il y a loin certes des 20 centimètres cubes, dose maxima, que l'on emploie dans tous les hôpitaux de Paris, aux 60 et 80 centimètres cubes d'emblée, que nous injectons dans les cas de diphtérie toxique!

Nous avons entre nos mains, un agent thérapeutique merveilleux; mais nous craignons souvent de l'employer; nous avons vu à l'œuvre notre maître, M. Lesage, et nous avons été émerveillé de sa façon simple et pratique de procéder.

Notre statistique du mois de septembre comparée aux autres faites dans le même temps, nous prouve amplement combien rationnelle et justifiée est cette façon de procéder.

Nous arrivons à une mortalité de 4 0/0 à Trousseau, alors quelle s'élève à 10 et 12 0/0 dans les autres hôpitaux. Ce sont des chiffres et il est bon de les mettre en parallèle.

Nous avons trouvé en notre maître, un conseiller bienveillant; et la sympathie qu'il a bien voulu nous témoigner pendant le cours de notre travail, nous a été particulièrement sensible. Nous tenons à l'en remercier.

Au moment de nous séparer de tous ces maîtres vénérés qui ont guidé nos pas, et se sont efforcés de nous donner le meilleur de leur science, qu'il nous soit permis de leur adresser nos adieux et nos remerciements.

A tous ces vieux amis qui ont partagé avec nous depuis six ans passés, la même vie, les mêmes peines, les mêmes joies, qui ont connu comme nous la douloureuse séparation d'une mère bien-aimée, de parents chers, et du pays; nous envoyons également nos adieux.

Ils nous ont donné leurs conseils, ils nous ont prodigué même leurs soins ; ce sont des choses que nous ne saurions jamais oublier, et nous les en remercions sincèrement.

Nous avons passé à l'hôpital Bichat, une année auprès de notre distingué et très vénéré maître, le docteur

Roques; année fertile, où nous avons puisé largement les premiers principes d'auscultation et de médecine générale. Que M. le docteur Roques veuille bien accepter nos remerciements pour la sympathie qu'il nous a toujours témoignée.

Nous gardons aussi un souvenir bien vif des bonnes leçons chirurgicales que nos maîtres M. le docteur Tuffier, et M. le professeur Berger, nous ont données à la Pitié.

Nous tâcherons de mettre en pratique les sages conseils qu'ils nous ont toujours dictés.

Nous tenons également à remercier ici M. le docteur Banzet, ancien chef de clinique de M. le professeur Berger, à qui nous devons une large part de nos connaissances chirurgicales.

Les stages répétés chez notre maître, le docteur Comby, aux Enfants-Malades, compteront parmi les meilleurs de notre vie hospitalière. Tout ce que nous savons sur les « maladies des enfants », c'est à lui que nous le devons.

Nous avons eu le bonheur de faire notre stage obstétrical à la clinique Tarnier, chez M. le professeur Budin. Ses intéressantes cliniques, ses consultations aux nouveau-nés, nous ont été particulièrement utiles. Nous le remercions également.

Que M. le docteur Darier et M. Gilles de la Tourette veuillent bien également recevoir nos remerciements tant pour leurs bonnes leçons que pour la sympathie qu'ils nous ont témoignée.

Nous tenons également à remercier ici M. le professeur Netter, de sa bienveillance, en nous autorisant à publier les observations prises dans son service pendant le mois de septembre.

Merci également à MM. les docteurs Barbier, Tollemer, Renault qui ont bien voulu nous communiquer leur statistique du mois de septembre.

Nous ne saurions oublier M. le docteur Bergeron, interne de M. Netter, et Mlle Dores, surveillante du pavillon de la diphtérie à Trousseau, pour la sympathie et le concours qu'ils nous ont prêtés dans notre travail.

Que M. le professeur Blanchard, qui a bien voulu nous faire l'honneur de présider la soutenance de notre thèse, daigne agréer également nos plus sincères remerciements.

CHAPITRE I

La diphtérie, disent MM. Sevestre et Martin dans leur article « Diphtérie » du *Traité des maladies de l'enfance*, est une maladie contagieuse, produite par un microbe, le bacille de Klebs-Lœffler, et caractérisée par la production de fausses-membranes sur une muqueuse ou sur la peau dépouillée de son épiderme, et en outre, par des symptômes généraux plus ou moins accusés, résultant de l'action sur l'organisme des toxines élaborées par le bacille.

En ce qui concerne le bacille lui-même, l'accord n'est pas encore fait, « car on décrit sans aucun doute, dit M. Barbier, comme bacille diphtérique » des formes bacillaires dont le rôle pathogène n'est pas encore définitivement connu, et qui peut-être ne sont pas diphtériques. Outre le bacille long, enchevêtré, donnant sur le sérum, en moins de 24 heures, des colonies arrondies blanc grisâtre, dont le centre est plus opaque que la périphérie, et provoquant la mort du cobaye par inoculation sous-cutanée au bout de 26 à 48 heures, et auquel nous réservons le nom de bacille diphtérique de Klebs-Lœffler ; on a distingué et décrit un certain nombre de formes bacillaires qui en diffèrent, soit par leur aspect, soit par leurs caractères de culture, soit par leur virulence : bacille pseudo-diphtérique, bacilles moyen et court, bacille en navette de Barbier et Tollemer.

Quoi qu'il en soit, nous savons aujourd'hui d'une façon certaine, grâce aux admirables travaux de Roux et Yersin (1888-1889), que le bacille diphtérique agit sur l'organisme en sécrétant une toxine très active qui agit à la façon des diastases et peut tuer à doses infinitésimales. Les recherches de Brieger et Frænkel, de Behring et Kitasato, de Behring et Wernicke, montrèrent qu'il est possible de vacciner le cobaye contre la diphtérie. Puis Behring et Kitasato reconnurent que le sérum d'un animal vacciné, jouit de deux propriétés capitales :

1° Il détruit la toxine diphtérique *in vitro*.

2° Injecté à un autre animal, il rend ce dernier réfractaire au poison diphtéritique.

On en a conclu primitivement que le sérum des animaux vaccinés est antitoxique.

Nous savons que depuis, on a expliqué l'action du sérum par une excitation de la défense phagocytaire, à laquelle il faut évidemment ajouter le pouvoir antitoxique réel du sérum. (Gabritschewski. — *Annales de l'Institut Pasteur*, octobre 1894.)

A partir de ce moment, la thérapeutique de la diphtérie avance rapidement : le champ d'expérience s'agrandit, de l'animal on passe à l'homme.

En Allemagne, Behring, Vernicke, Boer, Kossel,

Knorr, Ehrlich, Wassermann, en France, Roux, Martin. Chaillou mettent en pratique le résultat de leur recherche, mais on hésite encore. Les savants les plus experts dans l'étude de la diphtérie attendent pour se convaincre la publication de résultats probants. C'est alors que M. Roux vint au Congrès de Buda-Pesth en 1891, porter ses statistiques et sa méthode et prouver d'une façon indiscutable que le seul traitement rationnel de la diphtérie, était la sérumthérapie.

La preuve était désormais faite et la thérapeutique médicale venait de s'enrichir d'une découverte précieuse, d'un agent puissant permettant au médecin de combattre à armes égales une des maladies les plus meurtrières pour les enfants, les plus cruelles pour les mères.

Ainsi se trouvait réalisée la prophétie du grand maître Cadet de Gassicourt quand il écrivait :

« Nous nous trouvons aujourd'hui devant la diphtérie, « dans la situation où se trouvaient nos pères devant la « variole. Ils connaissaient merveilleusement cette « maladie terrible : ils en avaient étudié touts les carac- « tères, toutes les modalités, toutes les formes, toutes « les variétés ; ils en avaient tracé ces descriptions « admirables, qui, maintenant encore, nous servent de « modèles, et dont la précision ne sera jamais dépassée ; « mais ils n'en restaient pas moins impuissants devant « elle, sans pouvoir arrêter, ni même limiter ses « ravages. Et puis un jour, Jenner est venu, qui a « découvert la vaccine...

« Peut-être serons-nous, peut-être nos descendants « seront-ils témoins d'une découverte analogue... »

CHAPITRE II

A tous les enfants, dit Roux, dans sa communication sur la sérumthérapie de la diphtérie à Buda-Pesth, nous donnons systématiquement, dès leur entrée, 20 centimètres cubes de sérum en une seule piqûre, sous la peau du flanc. Si l'examen bactériologique établissait que le malade n'était pas dipthérique, l'injection n'était pas renouvelée. Chez les enfants diphtériques, 24 heures après la première injection, nous en faisions une autre de 20 ou de 10 centimètres cubes qui était en général suffisante pour conduire à bien la guérison. Le pouls et la température nous servaient de guide.

Lorsque la maladie s'étend au larynx et que la trachéotomie est nécessaire, la maladie est beaucoup plus grave. Aussi faut-il faire des injections de sérum plus abondantes et plus nombreuses.

Telle est, en résumé, la technique opératoire de Roux. La méthode du savant français fut adoptée sans réserve par tous les médecins, et les beaux résultats obtenus par ce procédé, les statistiques brillantes des Sevestre, des Richardière, des Variot, pour ne parler que de la France, ne tardèrent pas à vaincre les derniers scrupules de ceux qui doutaient encore. Le procédé était bien simple :

En cas d'angine diphtérique légère, faites 10 cmc. Si le lendemain, les fausses membranes persistent, renouvelez la dose jusqu'à disparition.

En cas de diphtérie grave, avec extension des fausses membranes au larynx, à la trachée, faites 20 cmc. et quelques médecins vont même jusqu'à préconiser 30 cc.

Telle est la méthode clinique. Cependant depuis un an, la mortalité a augmenté, à notre avis cela nous paraît dû à ce que bcn nombre d'enfants ne sont pas traités, ou sont traités tardivement.

On peut dire, d'autre part, que le bacille de la diphtérie est devenu plus virulent. Nous étudierons plus loin cette opinion.

Une question se pose. Y a-t-il du danger pour l'organisme à se servir d'une dose de sérum plus forte que 20 cc. ou 30 cc. ? Les faits démontrent surabondamment l'innocuité parfaite du sérum.

Pourquoi, alors, hésiter à injecter des doses plus élevées ?

Dans une clinique faite à l'hôpital Trousseau (1er août 1899), M. Richardière disait ceci :

« L'action du sérum n'est pas proportionnelle à la dose « injectée. Il est donc inutile d'imposer aux émonctoires « d'un organisme gravement atteint, les troubles iné- « vitables qui résultent de l'élimination de doses considé- « rables de sérum antitoxique. »

A cette objection de M. Richardière, nous répondons : Quand un organisme est gravement intoxiqué, par exemple, par le sublimé, ménagez-vous l'eau albumineuse? contre l'urémie, vous montrez-vous avare de quelques grammes de sang de plus dans une saignée ? ne prescrivez-vous pas des injections de sérum artificiel à des doses très élevées ? Pourquoi refuser à un malade intoxiqué par le poison diphtérique, la même médication que vous recommandez pour tout autre empoisonnement ?

Le sérum diphtérique n'est-il pas le contre-poison absolu, démontré de la toxine diphtérique ? dans ce cas, pourquoi le ménager ? Nous savons tous que la médication est inoffensive ; nous savons que le sérum de Roux est absolument indemne de toute toxine.

Et cependant, en dépit de tout, nous n'osons pas ; il nous reste comme une arrière-pensée qui nous retient, et paralyse notre thérapeutique.

« Dans les angines toxiques primitives, la mort est « souvent fatale, malgré le traitement sérothérapique « même institué de bonne heure. Il semble que l'anti- « toxine soit impuissante à neutraliser le poison ou que « le poison ait été absorbé avec une telle rapidité qu'il « ait pu exercer son action sur les organes dès le début « de la maladie. » —(Richardière, *in loco citato.*)

Sans doute, et nous partageons en cela absolument les idées de M. Richardière, nous avons eu à déplorer l'inefficacité réelle de nos moyens thérapeutiques en face de ces angines toxiques primitives ; mais ne devons-nous pas aussi nous accuser un peu de ces résultats peu encourageants? Notre trop grande prudence n'est-elle pas en cause?

Nous avons, en effet, devant nous un organisme absolument intoxiqué. Le bacille se trouvant sur un terrain bien approprié à son développement s'est multiplié avec une vigueur exceptionnelle, il s'en est emparé, il en a fait sa chose. Il a tout loisir pour donner toute sa toxine. Que devons-nous faire en pareil cas?

Devons-nous nous limiter à 20 cc. et 30 cc.? Cette dose de sérum changera peu la marche de l'intoxication. On attendra au lendemain pour recommencer la même dose, et, pendant ce temps, l'intoxication continuera toujours à croître, et la seconde comme la troisième inoculation (si tant est que l'on puisse arriver jusque-là) donnera les mêmes effets.

Vous avez une forte dose de toxine, augmentez en proportion votre antitoxine; provoquez une sortie en masse de nos phagocytes; ne les laissez pas circonscrire, entourer, ne les envoyez pas à la mort avant même que d'avoir combattu.

Pourquoi ne pas inoculer 40, 60, 80 et même 100 cc., suivant la gravité? Faites-les à droite, à gauche du flanc, sur chacune des cuisses. A ce moment, vous pouvez attendre, car vous avez conscience d'avoir mis en circulation une quantité d'antitoxine, sinon suffisante, du moins en assez grande quantité pour pouvoir peut-être neutraliser, ou tout au moins arrêter la marche de l'intoxication. Vous attendez 48 heures, lendemain repos, le surlendemain, les phénomènes toxiques persistent, votre malade a toujours ce facies plombé qui vous effraie; recommencez la même dose, et ainsi vous pourrez peut-être le sauver du danger de mort certaine qui l'attend.

Nous ne pourrions mieux faire que de citer à ce propos les paroles du professeur Monti de Vienne :

« Il est certain qu'au début de la sérumthérapie, on « employait généralement les doses trop faibles, et que, « dans les cas où il fallait répéter l'injection, on le fai-« sait à des intervalles beaucoup trop longs, et que, à « l'heure actuelle, on commet encore souvent ces « mêmes fautes.

« D'autre part, on n'a pas encore assez appris à éva-« luer d'une façon précise, en se basant sur les phéno-« mènes cliniques, la quantité de toxine élaborée. Le « plus souvent, on l'estime au-dessous de la réalité, de « sorte que des doses trop petites d'antitoxine étaient « jugées suffisantes. D'autre part, on redoutait les « doses élevées, et les craintes qu'on avait étaient justi-« fiées en partie, tant qu'on ne disposait pas d'un « sérum de haute valeur antitoxique, des suites fâcheu-« ses pouvant survenir si on dépassait certaines doses. »

CHAPITRE III

Dans un article publié récemment (*Semaine médicale* 11 décembre 1901), M. de Maurans nous fait part d'un travail des plus intéressants sur « l'oscillation de la mortalité par diphtérie ». Se basant sur des faits d'expérience personnelle, et sur des chiffres de statistiques indiscutables, M. de Maurans nous montre par une série de courbes aussi belles que suggestives combien variable est le problème de la marche des épidémies. En même temps il nous laisse entrevoir combien stériles et illusoires sont nos moyens de défense, combien faibles et inutiles, nos procédés thérapeutiques, même quand nous comptons dans cet arsenal thérapeutique, cet agent merveilleux que nous devons à l'illustre savant français Roux : le sérum anti-diphtérique.

Après nous avoir fait défiler sous les yeux toute une série de graphiques, M. de Maurans conclut en ces termes :

« En présence de faits aussi impressionnants, une « constatation s'impose : c'est que partout la diphtérie

« procède par épidémies, par poussées successives, et « que nulle part, l'évolution de ces épidémies n'est « livrée au hasard. Après une période plus ou moins « longue durant laquelle le taux des décès est constant « ou ne subit que des fluctuations d'importance secon- « daire (période étale), la mortalité prend une marche « ascendante, presque verticalement ascendante, si bien « qu'elle atteint son maximum au bout de 2 ou 3 ans. « A ce moment la courbe présente parfois, mais rare- « ment, un plateau peu étendu ; puis survient la chute « qui se fait en *Lysis,* pourrait-on dire : quoique « rapide, elle est moins brusque que l'ascension, et « des crochets portant sur un ou deux ans l'inter- « rompent presque toujours. Ces petites poussées « secondaires sont au nombre d'une ou de deux, parfois « de trois. Enfin, le minimum atteint, la situation reste « à peu près stationnaire, avec quelques faibles oscilla- « tions, pendant un certain nombre d'années jusqu'à ce « que l'ascension recommence. Tantôt, nous l'avons « vu, l'évolution d'une de ces épidémies était accomplie « avant l'avènement de la sérothérapie, tantôt elle a « plus ou moins coïncidé avec lui, tantôt enfin, elle lui « a été postérieure ; dans aucun cas, il ne semble que « la régularité du phénomène ait été troublée par l'inter- « vention thérapeutique.

« En voici une preuve toute actuelle :

« Nous avons continué à relever, pour Paris, d'après « le Bulletin hebdomadaire de statistique municipale, « le nombre des décès par diphtérie depuis le 1er janvier « 1901, jusqu'au 30 novembre. Or, la mortalité par

« diphtérie suit toujours une courbe ascensionnelle de « telle sorte que, pendant les onze premiers mois de cette « année, on compte plus du double de décès que durant « toute l'année dernière. En effet, en 1901, la diphté- « rie n'avait tué que 291 individus, alors que les « relevés officiels jusqu'au 30 novembre 1901, donnent « déjà 630 morts. On peut prévoir que la mortalité glo- « bale par diphtérie, pour l'ensemble de 1901, sera d'en- « viron 700, chiffre qui n'avait pas été atteint depuis 1891.

Ainsi donc, comme on le voit, les oscillations de la mortalité générale par diphtérie (peut-être les autres ou du moins quelques autres maladies épidémiques, obéissent-elles aux mêmes lois) sont indépendantes des méthodes « thérapeutiques. »

Mais alors de quoi relèvent-elles ? N'est-ce pas le spectre du « Génie épidémique » qui a fait déjà couler tant de flots d'encre que M. de Maurans fait revivre encore une fois ? « Le génie épidémique », nous l'admettons tous. Ce n'est pas en vain que des observateurs aussi perspicaces qu'Hippocrate, Sydenham, Stoll, l'auraient créé, s'ils n'avaient pas constaté une relation de cause à effet entre la marche des épidémies et l'influence annuelle, saisonnière, météorologique, ce qui constitue en un mot la constitution médicale.

On est à peu près d'accord, du moins en temps d'épidémie, sur la loi proclamée par Hippocrate, Sydenham, Ramazzini savoir :

Que les influences cosmiques d'une époque impriment en général aux maladies aiguës régnantes une modalité commune, qui rapproche ces diverces affections les unes des autres et fait qu'on trouve bien souvent à remplir, dans ces diverses maladies, des indications thérapeutiques semblables, malgré les différences profondes qui les séparent et qui permettent de les diagnostiquer.

Il est certain que les influences cosmiques ont sur la santé des hommes une action marquée. On a même pu observer pendant tel ou tel cycle de temps, plus ou moins prolongé, une même modalité réactionnelle dans la généralité des maladies, non seulement d'une année, mais encore d'une série d'années.

Envisagé à ce point de vue, le travail de M. de Maurans est des plus instructifs. car il semble ressortir d'une façon très nette des graphiques qu'il nous donne, la véracité des conclusions qu'il pose. à savoir que la « marche d'une épidémie est indépendante des méthodes thérapeutiques. » De là à conclure comme M. de Maurans, il y a loin.

Certains graphiques semblent plaider en faveur de la sérothérapie, par exemple celui de Glascow, qui tombe de 290 décès en 1894, à 137 en 1895: ceux de Lille, de Cologne ; mais, même dans ces cas heureux, M. de Maurans a bien soin de nous faire remarquer que déjà la mortalité était en décroissance dans ces villes quand la nouvelle méthode a commencé à se répandre.

Jusqu'ici nous avions cru faire une grande découverte, il nous semblait qu'avec le sérum de Roux nous devions espérer vaincre le fléau diphtérique. M. de Maurans nous enlève ce dernier espoir.

« Vous croyez avoir obtenu par votre sérum le minimum de décès, nous dit-il. Jetez les yeux sur le graphique de Berne. La mortalité la plus basse par diphtérie correspond exactement à l'année 1894, époque de votre découverte. Consultez les graphiques de Rome, de Christiania, de Berlin, de Lyon, de Bruxelles. Partout vous verrez la même chose : une première poussée épidémique partant de 1883, où elle semble atteindre son acmé ; puis une descente brusque en lysis, baissant de plus en plus à mesure qu'on approche de 1894. »

« Le sérum de Roux n'a eu de bons effets et n'a obtenu la vogue qu'on lui a donnée que parce qu'il est arrivé au bon moment c'est-à-dire à la période de déclin de l'épidémie. Nous n'aurions pas eu le sérum, la mortalité n'aurait pas augmenté pour cela, » semble nous dire M. de Maurans. « Et la meilleure preuve de l'inefficacité de votre sérum, c'est que nous voyons maintenant la courbe remonter, en dépit de toute votre thérapeutique. L'épidémie suit son cours. »

M. de Maurans arrive ainsi à douter de la valeur du sérum. Il ne le dit pas d'une façon absolue. Il reconnait que l'effet local est indéniable, et que, sous l'influence du sérum, les fausses membranes tombent facilement. « Mais le pouvoir dont jouit le sérum est-il un pouvoir antitoxique. En d'autres termes, le sérum antidiphtérique est-il un remède spécifique ?

« S'il en était ainsi, la mortalité devrait rester *propor-*
« *tionnellement* la même, c'est-à-dire que le taux de la
« mortalité relative serait à peu près fixe. Or, si nous
« comparons la statistique des onze premiers mois de
« 1901, qui comporte 4.347 déclarations et 630 décès,
« soit une mortalité de 14,49 %. à celle de 1895, qui

« compte 3.812 déclarations avec 362 décès, soit une « mortalité de 9,42 %, on trouve une différence d'un « peu plus de 5 %. »

« On sera peut-être tenté d'objecter, continue M. de « Maurans, que cette augmentation de la mortalité rela- « tive pouvait tenir à un nombre plus grand de cas de « diphtérie associée. Mais c'est là une pure hypothèse, « car il n'y a pas de raisons pour que les formes asso- « ciées de la diphtérie aient été plus fréquentes en 1901 « qu'en 1895.

« N'est il pas plus logique d'admettre que si le pour- « centage de la mortalité relative par diphtérie a passé de « 9,42 qu'il était, pour les onze premiers mois de 1895, à « 14,48 qu'il est pour la période correspondante de 1901, « c'est que le sérum anti-diphtérique, pour si efficace « qu'il soit, ou bien n'a pas un pouvoir antitoxique « toujours égal, ou bien ne possède pas toute la spécificité « qu'on lui attribue ? »

M. de Maurans constate du reste la même chose en Allemagne, où l'on se sert du sérum de Behring. La mortalité la plus basse qui était de 12.3 % en 1896, semble remonter d'une façon constante puisqu'elle atteint aujourd'hui 17.2 %.

Pour jolie que soit la théorie de M. de Maurans, elle n'en reste pas moins un hypothèse. Or, pour emprunter un bien joli mot à Hippocrate : « Celui qui croit tout « expliquer par une hypothèse se trompe ou veut trom- « per les autres. » Nous ne voulons pas aller jusque là et dire à M. de Maurans qu'il se trompe du tout au tout.

M. le professeur Malvoz de Liège, dans le n° du 28

décembre de la *Presse médicale*, s'est chargé du reste, de répondre à M. de Maurans. Ce n'est pas, dit en substance, le professeur de Liège, la valeur du sérum qui a baissé : l'excès de mortalité qui existe maintenant est dû simplement à ce fait que les inoculations de sérum sont faites ou trop tard, ou en trop petite quantité ou même pas du tout. Les courbes de M. de Maurans basées sur des statistiques de grandes villes ne prouvent rien, puisqu'elles supposent que tous les malades morts de diphtérie ont été injectés au sérum, Ce qui est absolument faux.

Nous sommes, comme M. de Maurans, frappés de cette élévation très appréciable de la mortalité par diphtérie, et comme lui, nous en avons cherché la cause. Depuis le mois de septembre nous nous sommes occupé de la question et nous sommes arrivé à une conclusion diamétralement opposée à la sienne. Tandis que M. de Maurans arrive par suite de recherches scientifiques, en compulsant des statistiques de tous les pays, à douter de la valeur même du sérum, de son pouvoir antitoxique vis-à-vis du bacille, nous arrivons, nous, à constater, au contraire, combien précieuse et infiniment belle et admirable est la découverte de Roux.

Si M. de Maurans porte des faits, nous aussi nous avons des résultats indéniables. Nous portons une statistique très belle, puisque sur 53 cas de diphtérie traités pendant le mois de septembre à l'hôpital Trousseau, nous n'avons obtenu que trois décès ; et encore les deux premiers malades n'ont pas bénéficié du traitement intensif que nous avons donné aux autres !..

Loin d'obtenir cette élévation constante que M. de Maurans constate, nous avons obtenu au mois de septembre, le minimum de mortalité que l'on ait encore eu avec le sérum. Nous n'atteignons pas 9 0/0 comme en 1894, mais 4 0/0.

Il est vrai, nous fera-t-on remarquer, que nous basons notre hypothèse sur un nombre bien faible d'observations — mais cela change-t-il en rien le résultat obtenu ? N'avons-nous pas vu au commencement de cette année, M. le docteur Molinié, nous porter, sous l'inspiration du docteur Barbier une statistique encore plus faible il est vrai, mais aussi belle que la nôtre ? (Il s'agit de 7 cas avec 5 succès). Or, ces malades ont été traités eux aussi par des doses répétées et fortes. M. le docteur Lesage a depuis longtemps lui aussi, constaté les mêmes effets. Le sérum n'a donc pas baissé de valeur ; il a donc toujours la même unité thérapeutique ; et nous n'avons pas le droit d'en douter.

Il semble cependant qu'il y ait quelque chose de changé dans la diphtérie ? Quoi ? nous n'en savons rien d'une façon précise ; et nous sommes obligé de tabler aussi sur une hypothèse.

Le sérum n'a pas changé de valeur. En augmentant nos doses, nous arrivons à un résultat merveilleux. Est-ce donc le bacille qui a augmenté de virulence ? On peut le penser.

M. de Maurans nous fait cette objection :

« On sera peut-être tenté d'objecter que cette augmen-
« tation de la mortalité relative pourrait tenir à un
« nombre plus grand de diphtéries associées. C'est là

« une pure hypothèse, car il n'y a pas de raisons pour « que les formes associées de la diphtérie aient été plus « fréquentes en 1901 qu'en 1895. »

C'est notre avis absolu.

MM. Sevestre et Martin, M. Barbier ont tour à tour soutenu, non sans raison, à l'époque du moins où ils émettaient leurs opinions, que l'association microbienne augmentait la virulence de la maladie. On n'avait plus à vaincre l'intoxication du Lœffler seule, mais encore celle que provoquait l'association secondaire. Jusqu'à ce jour, nous l'avons toujours cru. Cependant depuis plus d'un an, M. le docteur Lesage nous dit que dans tous les examens bactériologiques faits par lui, l'association microbienne était rareté, tandis que le Lœffler souvent existe à l'état de pureté.

Nous-même, sur les 56 cas de diphtérie qui se sont présentés à Trousseau pendant le mois de septembre, avons été frappé des mêmes faits. Nous avons presque toujours rencontré le Lœffler seul.

Ces examens ont été pratiqués par le docteur Bergeron.

D'autre part, notre ami, M. le docteur Bergeron, interne à Trousseau, nous assure également que depuis qu'il s'occupe du pavillon de la diphtérie, peu fréquentes ont été les fois où il a trouvé une association.

Que conclure de tout ceci ? Ce n'est pas un fait isolé que nous reproduisons, c'est le fruit de l'expérimentation de plusieurs observateurs différents. Il serait étonnant que par une fatalité bien extraordinaire, tous les cas de diphtérie pure se soient trouvés uniquement entre les mains de MM. Lesage et Bergeron !

Il nous est donc permis de faire cette hypothèse : la *diphtérie est plus pure maintenant.*

Or, la mortalité semble croitre davantage depuis plus d'un an. en admettant naturellement que toutes les diphtéries soient soignées. N'est-elle pas facteur du Lœfller pur ? et ne pouvons-nous pas penser que la connaissance des associations n'est pas complète ? Que se passe-t-il dans la gorge à l'air là où il y a avec du Lœfller des microbes autres ? Quelle est l'action de ces microbes d'intoxication sur le Lœfller et quelle est la part qui revient dans l'intoxication à chacun de ces microbes ?

On dit : l'association aggrave la diphtérie. Sur quoi s'appuie-t-on ? sur des inoculations de deux cultures, sous la peau ? Mais peut-on conclure de là à ce qui se passe dans la gorge, à l'air ? Cela n'est pas démontré.

CHAPITRE IV

Avant d'exposer la façon de procéder que nous avons vu employer, nous avons cru intéressant de rechercher les différents modes de traitement employés par les différents maîtres.

1. Pratique de Jules Simon.

a) *Sérum :* 10 à 20 cmc. suivant l'âge.

b) *Traitement local :* Badigeonnages à la glycérine salicylée ; irrigations chaudes d'eau bouillie.

c) *Traitement général*. Ventilation, aération, humidité de l'atmosphère, alimentation riche : lait, crème, œufs, café, champagne.

1. Pratique du Professeur Hutinel.

Sérum : 20 cmc. d'emblée enfant au-dessus de 2 ans ; renouvelable le lendemain si l'intoxication persiste.

Traitement local : Pas de badigeonnages qui effraient et fatiguent l'enfant. Grands lavages à l'eau bouillie.

Traitement général : Alimentation riche ; stimulants.

3. Pratique du Docteur Sevestre

Sérum : 20 cmc. enfant au-dessus de 2 ans.
10 cmc. — de 1 à 2 ans.
5 cmc. — au-dessous 1 an.
30 a 40 cmc. en cas de croup, en une ou deux fois.

M. Sevestre trouve qu'il y a avantage à échelonner les injections, par exemple à injecter 10 cmc. matin et soir, plutôt que 20 cmc. en une fois.

Il renouvelle les injections quand :

1° La température ne baisse pas au bout de 12 à 24 h et si l'examen du malade ne donné aucun signe capable d'expliquer la fièvre.

2° Les fausses membranes ne tombent pas au bout de 2 jours ; ou les ganglions restent volumineux.

3° La diphtérie est toxique ; il y a tendance à l'extension des fausses membranes.

4° En cas de croup.

Traitement local : Lavages gorge avec liqueur Labarraque 50 °/₀₀, applications de topiques en cas d'angine associée.

Traitement général : Alimentation substantielle (lait, potages, jus de viande, viande crue, œufs, gavage au besoin).

Stimulants : Café, grogs, malaga, etc.

Traitement du Docteur Richardière

Sérum : 20 cmc. enfant au-dessus de 2 ans.
10 à 20 cc. — de 1 à 2 ans.
10 cmc. — au-dessous 1 an.
20 cmc. en cas de croup.

Traitement local : Angines simples : lavages à l'eau bouillie ou additionnée de liqueur de Labarraque.

Angines toxiques : 2 lavages par jour avec solution de permanganate de chaux à 1/1000.

Pas de badigeonnages de la gorge.

En cas de diphtérie cutanée buccale, vulvaire, badigeonnages au Stérésol de Berlioz.

Traitement général : Essentiellement tonique. (Grogs, café, glycérophosphate de soude à la dose de 0 g. 50 cg.)

Exceptionnellement : Sérum de Hayem 50 à 150 grammes.

Pour angines graves avec accidents syncopaux à redouter, donner une potion au sulfate de spartéine (5 à 15 centigrammes, suivant l'âge du malade).

Traitement du Docteur Marfan

Sérum : 20 cmc. enfant au-dessus de 10 ans.
10 cmc. — 2 à 10 ans.
5 cmc. — au-dessous 1 ans.

Si le lendemain ou le surlendemain la fièvre ne tombe pas, répéter l'injection à la même dose ou à dose moitié moindre.

En cas d'angine toxique : 20 cc. d'emblée, qu'on renouvelle systématiquement le lendemain, 12 heures après.

Traitement local. — Gargarismes phéniqués à 1/500.

Irrigations buccales à l'eau bouillie simple.

Traitement général. — Toniques et stimulants.

Traitement du Dr Comby

Sérum. — 20 cc. au-dessus de 2 ans.
10 cc. au-dessous de 2 ans.

Répéter les mêmes doses dans les 12 heures s'il n'y a pas d'amélioration.

Traitement local. — Irrigations à l'eau oxygénée.

Traitement général. — Toniques et stimulants (café, grogs, lavements peptonisés).

Traitement du Dr Barbier

Sérum. — 20 cc. enfant. Diphtérie légère.
30 cc. adulte. —
40 à 50 cc. Diphtérie grave.

M. Barbier critique le procédé des doses proportionnelles à l'âge des enfants — qui tient compte seulement du volume du corps de l'enfant, mais non des indications symptomatiques indiquant la marche envahissante de l'intoxication.

Il renouvelle les doses quand les phénomènes ne s'amendent pas 24 heures après la première injection.

Traitement local. — Diphtérie légère : Irrigations à l'eau bouillie ou boriquée 3 °/₀₀.

Diphtérie infectieuse : Lavages gorge, nez avec solution permanganate de potasse à 1/1000. Attouchements avec collutoires phéniqués ou salicylés, etc.

Traitement général. — Stimulants et toniques.

TRAITEMENT DU Dr JOSIAS

Sérum. — 20 cc. au-dessus de 2 ans.
10 cc. au-dessous de 2 ans.

A renouveler dans les 12 heures si les phénomènes d'intoxication persistent.

Traitement local. — Irrigations à l'eau bouillie.

Traitement général. — Stimulants et toniques.

TRAITEMENT DU Dr NETTER

Sérum. — 20 cc. au-dessus de 2 ans. Diphtérie légère.
10 cc. au-dessous de 2 ans. —
30 cc. Diphtérie grave et croup.

A renouveler dans les 12 heures quand l'intoxication persiste.

Traitement local. — Irrigations à l'eau bouillie.

Traitement général. — Stimulants et toniques.

TRAITEMENT DU Dr MONGOUR DE BORDEAUX

Sérum. — 20 cc. d'emblée, quel que soit l'âge du malade.

Renouveler toutes les 12 heures, à base de 10 ou 20 cc., si les fausses membranes ne se détachent pas.

Suppression de tout traitement local.

Traitement général. — Toniques, stimulants (phosphate de chaux).

Traitement du Dr Ausset de Lille

Sérum. — 10 cc. à tout enfant suspect.
10 cc. 24 heures après, si l'ensemencement est positif.

Traitement local. — Irrigations.

Traitement général. — Toniques.

Traitement du Dr Bézy de Toulouse

Sérum. — 20 cc. d'emblée, quel que soit l'âge.

Renouveler pareille dose s'il n'y a pas d'amélioration.

Traitement local. — Lavages à l'eau salicylée. Injections d'huile mentholée.

Traitement général. — Tonique.

CHAPITRE V

Dans tous ces traitements des meilleurs maîtres français, il est deux choses surtout qui nous frappent :

1° La petitesse des doses.

2° La graduation des doses d'après l'âge de l'enfant.

Pour ce qui est de la petitesse des doses, nous nous sommes suffisamment arrêté dans les premiers chapitres de notre travail, pour montrer combien illusoire était la crainte des accidents imputables aux doses massives de sérum d'emblée. Mieux que les raisonnements les plus subtiles, les plus délicats, nos observations compléteront notre pensée et permettront d'apprécier à sa juste valeur la façon de procéder de notre maître le docteur Lesage.

Du reste nous ne sommes pas les promoteurs de la méthode dite massive.

Déjà devant la même Faculté, et durant le cours de cette même année 1901, un élève de M. le docteur Barbier, M. le docteur Molinié (Sérothérapie à doses massives, 1901) présentait la même question et la discutait. Il arrivait avec un petit nombre d'observations (7) mais nous présentait une ébauche de statistique bien belle ; puisque sur ses sept observations d'angine grave, il obtenait cinq cas de succès complet par sa méthode.

Et M. Molinié ajoutait non sans raison ces paroles dans ses conclusions :

« Dans le cas où la maladie s'est prolongée malgré « un traitement actif, n'aurait-on pu abréger sa durée « par une augmentation plus considérable de la dose « initiale ? »

Oui, cent fois oui ; et c'est précisément le but de notre thèse : vaincre ce scrupule qui nous arrête devant une dose supérieure à 20 cmc. ; faire l'injection d'emblée, massive, sans attendre le résultat bactériologique, se fier sur les signes objectifs d'extension et sur l'intoxication sans regarder surtout l'âge de l'enfant.

L'âge de l'enfant ! Question secondaire ! et que nous trouvons cependant au premier plan dans la thérapeutique des meilleurs maîtres ! Pierre d'achoppement qui neutralise les efforts du médecin, annihile sa volonté, lui empêche toute initiative !...

Il existe donc une différence bien grande dans l'intoxication diphtérique d'un enfant de un an et un autre de cinq ans ! Pourquoi donnez-vous à celui-ci, 20 cmc. de sérum, et pourquoi ne faites-vous que 10 cmc. à l'autre ? La toxine diphtérique est-elle moins nuisible pour l'enfant de un an que pour celui de cinq ans ? Enfin y a-t-il un rapport entre l'âge de l'enfant, la dose employée et le volume du corps ?

M. Barbier dans le *Bulletin de la Société médicale des*

hôpitaux (15 avril 1898) fait une réflexion fort juste sur les doses de sérum antidiphtérique à appliquer d'emblée aux malades.

« On a pris l'habitude, dit-il, de proportionner la « quantité de sérum à l'âge de l'enfant. Cette méthode « est bonne, en ce sens qu'elle fixe la dose minima qu'il « convient d'employer spontanément sans tenir compte « d'aucun autre élément de diagnostic clinique.

« Mais la médecine expérimentale, plus rigoureuse, « nous montre que l'antitoxine diphtérique n'agit pas « sur la toxine diphtérique d'une façon aussi absolue « qu'un acide, par exemple, neutralisant une base. Un « mélange de toxine à dose mortelle et d'antitoxine, « inoffensif pour un cobaye, peut devenir dangereux « pour un autre animal de même poids, mais plus sen- « sible, ou qui aura été antérieurement impressionné par « d'autres poisons bactériens.

« Il doit donc y avoir, en dehors de l'âge chez l'homme, « des conditions identiques qui nécessitent d'emblée, « une dose de sérum plus ou moins considérable. »

Nous ne saurions trop approuver ces belles conclusions de M. Barbier. Elles mettent bien en relief le peu de valeur de cette thérapeutique basée sur l'âge des enfants.

Ce n'est pas l'âge de l'enfant qui doit guider notre intervention, mais la gravité de l'angine. Or, comment saurons-nous si une angine sera bénigne ou non ? Ne voit-on pas souvent des angines hypertoxiques avec une gorge presque nette de fausses-membranes ? Ce qui a permis à M. Barbier de dire : « L'angine avec ses carac-

« tères objectifs, ne représente qu'un miroir infidèle et « incomplet de la malade. »

Ce mot de M. Barbier est juste vis-à-vis de l'intoxication, mais ne s'applique pas à toutes les angines en général. Une angine plus étendue est toujours plus sérieuse. Personne n'osera comparer une gorge blanche avec un pointillé.

Il y a donc pour nous deux choses à considérer : l'intoxication d'abord, l'extension ensuite.

Ne savons-nous pas aussi d'autre part, depuis l'intéressante communication de MM. Richardière, Tollemer et Ulmann (Société médicale des hôpitaux, 21 janvier 1898), que la diphtérie n'est pas à proprement parler, une maladie locale; mais qu'elle se montre, au contraire, comme une infection qui peut se généraliser ? N'a-t-on pas trouvé à l'état de pureté, le bacille de la diphtérie dans le poumon, dans la rate, et surtout dans les centres nerveux bulbo-protubérantiels ?

« Il y a donc, en dehors des lésions diphtériques « classiques et quelle qu'en soit l'étendue, des sources « d'intoxication redoutables dont il faudra chercher les « signes révélateurs ailleurs que dans la constatation « pure et simple d'une angine plus ou moins grave. »

Puisque nous sommes constamment sous le coup de ces intoxications redoutables, il nous semble plus juste de prévenir la généralisation; et à notre avis, il nous semble que les doses massives d'emblée peuvent seules prévenir ces complications. Bien que le sérum antitoxique n'agisse pas en neutralisant exactement le poison fabriqué par le Lœffler, on a toujours le droit d'espérer d'éviter par une dose initiale forte, l'imprégnation du système nerveux.

Sur quoi nous baserons-nous? Sur trois choses : le système nerveux, l'appareil circulatoire, l'appareil digestif.

Voici toujours ce qui nous a frappé dans ces cas d'intoxication.

L'enfant est triste, abattu, indifférent. La face est pâle, jaunâtre, plombée, les lèvres sont cyanosées, il y a une asthénie nerveuse profonde.

Les battements du cœur sont irréguliers, il y a souvent de la tachycardie.

Le pouls est petit, dépressible, rapide, quelquefois incomptable.

L'anorexie est absolue, les vomissements fréquents : enfin et surtout il y a la tendance aux ecchymoses, aux hémorrhagies, ce qui nous prouve d'une façon indiscutable la gravité de l'angine et la nécessité d'une intervention rapide.

Ces stigmates de l'intoxication ne sont pas toujours au grand complet, mais il importe cependant de les rechercher car ils nous donnent mieux que la température, mieux que l'âge, mieux que les fausses membranes, la dose à injecter pour combattre la généralisation.

Et quelle dose injecterons-nous dans ce cas? C'est ce que nous allons exposer maintenant.

CHAPITRE VI

M. Lesage, dans une leçon au lit du malade à l'hôpital Trousseau, nous disait à propos du traitement sérothérapique de la diphtérie :

« Vous voyez tous les jours, dans la classe pauvre, des enfants atteints de diphtérie, au quatrième, cinquième jour, et qui n'ont pas été soignés. Cela tient à l'ignorance des parents qui ne connaissent pas le début souvent insidieux de la maladie, et qui ne font soigner leurs enfants que quand le mal a pris un certain développement.

Ceci explique bien souvent la mortalité élevée de la diphtérie malgré la sérothérapie, parce que celle-ci n'est pas mise en œuvre. Il est un fait établi par mon maître, M. Roux, que plus le traitement est appliqué dès le début, et plus les résultats sont nets, évidents.

Quand l'intoxication est établie, la lutte devient plus difficile, et la sérothérapie ne peut faire revivre des moribonds.

Donc il faut employer le sérum le plus près possible

du début. Aussi, à mon avis, dans la pratique courante, est-il indispensable de faire le sérum de suite, dès que l'on voit le malade, et cela sans attendre l'examen bactériologique. Celui-ci peut être long à venir et le médecin est souvent isolé.

Certes, on pourra objecter, qu'avec ce système d'inoculer toutes les angines blanches, on risque d'inoculer des enfants qui n'ont pas la diphtérie. Ceci est évident. Mais quel inconvénient y a-t-il à cela ? Est-ce que le sérum est un poison ? Non, n'est-ce pas. On voit tellement de diphtéries soignées tardivement, et suivies d'aggravation que le léger inconvénient dont nous parlons, disparait vis-à-vis de tant d'avantages, Inoculez donc le plus près possible du début, n'attendez pas. Quand vous serez aux prises avec la pratique, à la campagne, loin de tout centre scientifique, avec des communications longues et difficiles, n'attendez pas l'examen bactériologique. Vous regretterez souvent d'avoir attendu, jamais vous ne regretterez d'avoir agi vite.

Dans un centre scientifique, à la rigueur, nous pouvons attendre cet examen. Mais, à mon avis, c'est du temps perdu. Inoculez d'abord, et envoyez ensuite à l'examen bactériologique. Si vous savez examiner sur lamelle des exsudats, vous pouvez faire, avant l'inoculation, un examen simple. Vous n'attendrez que si vous ne voyez aucun microbe de Lœffler. Mais si vous voyez le microbe, ou si vous hésitez, inoculez.

Quelle dose injecter ?...

Il y a, à ce sujet, deux façons.

1° Une dose légère (10 à 20 centimètres cubes) tous les jours, pendant deux ou trois jours.

2° Inoculer une dose suffisante dès le premier jour. Le lendemain, vous attendez, vous laissez reposer l'enfant qui est aux prises avec la réaction. C'est la façon que j'emploie.

Après 48 heures, vous voyez l'effet, et vous recommencez ou non la dose, suivant l'état de la maladie.

On ne se souvient pas assez que M. Roux a toujours recommandé *d'augmenter les doses* quand la maladie devient *plus grave.*

Ce conseil n'est pas suivi dans la majorité des cas. Quelle que soit la gravité de la diphtérie, on reste aux chiffres : 10 cmc., 20 cmc., comme si cette dose était *immuable*, et qu'au-dessus, elle fût *dangereuse.*

Je ne saurais trop réagir contre cette stabilité de la dose, et vous recommander de suivre le conseil de Roux : *Plus la maladie est grave, plus il faut donner du sérum.*

Je ne saurais trop vous mettre en garde contre ce précepte bien vieux qui veut qu'on gradue la dose de sérum à l'âge de l'enfant. Donnez toujours, quel que soit l'âge, les mêmes doses, suivant les mêmes indications. Vous m'avez vu, il y a quelques jours, donner à des enfants atteints de diphtérie grave 80 cmc. et 100 cmc., et je n'ai eu qu'à m'en louer puisque nous avons pu les débarrasser de leur intoxication et les sauver.

Car, messieurs, le poison diphtérique ne regarde pas beaucoup le volume du malade ; mais il affectionne tel ou tel tissu, respectant tous les autres et cela par une affinité élective. Nous observons la même chose que pour le tétanos. Vous connaissez tous l'expérience mémorable de Wassermann : Le système nerveux fixe la toxine tétanique.

Donc, ne faites pas attention à l'âge, occupez-vous seulement du degré d'intoxication, du tissu d'affinité. et vous graduerez la dose suivant le degré d'atteinte.

Souvenez-vous qu'une cellule où la toxine est fixée est morte en quelque sorte, et que vous devez le plus vite possible, éviter que d'autres cellules se prennent. Plus vite vous donnerez l'antifixateur, plus vite vous obtiendrez cette vaccination du tissu affectionné par la toxine. Vous n'aurez jamais à regretter cette pratique.

De plus, il ne faut pas voir seulement dans le sérum un antifixateur; il a, comme le dit M. Metchnikow, une action *stimulante*, qui excite les éléments phagocytaires, et les entraîne au combat. Eh bien, messieurs, plus la dose injectée dès le début sera proportionnelle à la gravité, meilleurs seront vos résultats.

Je sais bien que certains médecins sont timides, qu'ils emploient le sérum avec crainte et timidité, comme s'il était un poison. Ils ont eu un mot « *la sérophobie* ».

Devant une diphtérie quelconque, et à plus forte raison, une diphtérie toxique, donnez l'antidote « larga manu ». et ne le dosez pas trop parcimonieusement.

En présence d'un empoisonnement par le « sublimé » par exemple, ordonnerez-vous simplement un *peu de lait*, un *peu d'eau albumineuse*, non, vous en donnerez largement, sans compter, pour saturer le poison. Vous ne regarderez pas ici, car vous savez que dans ce cas, le *contre-poison* n'est *pas poison.*

Certains qui donnent 5 cmc., 10 cmc. de sérum, dans un cas de diphtérie toxique hémorrhagique, agissent comme s'ils donnaient le lait, l'eau albumineuse, par centigrammes. Pas plus que dans l'autre cas, le contre-poison n'est poison.

D'ailleurs ce n'est pas là une idée personnelle. J'ai été heureux de voir dans la thèse de M. Molinié, publiée sous l'inspiration de mon collègue, M. Barbier, les résultats heureux obtenus avec des doses de sérum plus élevées que celles que bien des médecins emploient.

Voici, résumé dans un petit tableau, le procédé que j'emploie; et ceci sans distinction d'âge.

1° *Angine légère à points blancs* sur une ou les deux amygdales. T. : 37 ou 38°.

Pas d'état général.

Donnez 20 cmc. d'emblée en une fois.

Angine, non plus à points, mais *à peau étendue, tapissant une ou les deux amygdales.* Temp. 37 à 39°.

État général peu atteint (malaise, perte d'appétit, etc.).

Donnez 30 à 40 cmc. suivant l'état général; donnez plutôt 40 que 30.

3° *La luette est prise en plus.*

Donnez : 40 cmc.

4° *Il s'agit d'une diphtérie à extensions :*

Au nez (jetage).

Au larynx (tirage).

Donnez : 60 cmc.

Alors même que l'intoxication n'est pas très forte, soignez-la, comme telle, car une diphtérie à extension est déjà plus grave, et est toujours plus sérieuse.

5° Vous êtes obligés de *tuber* de suite :

Donnez *60 cmc.*

Vous êtes obligés de *trachéotomiser* :

Donnez *60 cmc.*

6° La diphtérie est *toxique* à forme *hémorrhagique.*

État général mauvais : enfant abattu, sans forces, teint plombé, lèvres cyanosées, pouls incomptable.

Temp. 40°, 41°.

Donnez 80 à 100 cmc.

Il est évident que si vous êtes obligés de tuber ou trachéotomiser une diphtérie toxique, au lieu de 60 cmc.

Donnez *80* à *100* cmc.

Vous voulez *détuber.*

Donnez *60* cmc.

Le lendemain, *repos* (lait, champagne).

48 heures après, voyez l'état général et jugez. Le plus souvent la dose initiale sera suffisante. Sinon, refaites une dose nouvelle, suivant les indications.

Ce sont là, Messieurs, à mon avis, les meilleurs conseils que l'on puisse donner aux médecins qui vont exercer loin de tout centre. Il est certain, que dans un service hospitalier où tout est organisé, où on a un personnel stylé et dévoué, le traitement peut être différent. Mais quand vous serez seuls, aux prises avec les difficultés, les responsabilités de la pratique, à mon avis, n'hésitez pas. »

OBSERVATIONS

Observation I

Paul C..., 5 ans ; 2 septembre 1901.

Malade depuis 4 jours, souffre de la gorge.

30 cmc. sérum.

3 septembre : Amygdales, piliers et luette très gros, aspect saignant. De grosses fausses membranes couvrent les amygdales et les piliers postérieurs en formant un enduit épais.

30 cmc.:

4 sept. : 10 cmc.

5 sept. : 40 cmc. Fausses membranes persistantes. Epistaxis

10 sept. : Gorge nettoyée.

E. B. 2 sept. Lœffler.

3 sept. Lœffler en enduit épais.

14 sept. Cocci.

Sorti le 15 septembre.

Observation II

André J..., 10 mois ; 2 septembre.

Malade depuis 3 jours.

Petite fausse membrane sur l'amygdale droite

Petit ganglion à droite.

20 cmc.

E. B. 3 sept. Cocci. nombreux baccilles Lœffler.

21 sept. Cocci, quelques bacilles courts.

Sorti le 22.

Observation III

Lucienne W..., 2 ans. 2 sept.

Malade depuis le 1er sept.

30 cmc. — Fausses membranes de petite taille formant de gros grains jaunâtres sur les deux amygdales et les piliers postérieurs. Petit ganglion bilatéral.

4 septembre. — 10 cmc. Aspect saignant. Voile opalin dans la gorge. plus de fausses membranes.

5 sept. : 20 cmc.

11 sept. : Ecoulement purulent par oreille droite.

E. B. : 3 sept. Lœffler en enduit épais.

20 sept. : Cocci.

Sortie le 22.

Observation IV

Albert M..., 5 ans.

2 sept. : Malade depuis le 1er. Vomissements. Fièvres. Souffre de la gorge. Voix claire, pas de tirage. Fausses membranes sur amygdales et piliers postérieurs. Piliers anterieurs, luette œdématiés, congestionnés. Aspect saignant. Ganglions indurés des deux côtés.

20 cmc.

3 sept. : 20 cmc.

4 sept. : 20 cmc. Teinte opaline générale sur amygdale et voile du palais.

5 sept. 40 cmc. Fausses membranes sur amygdales et piliers postérieurs.

7 sept. : 40 cmc. Fausses membranes sur la partie interne de

l'amygdale gauche jusqu'au bord de la luette et sur le pilier postérieur [illegible] de chose à droite.

15 sept. : Eruption du sérum. Légère élévation thermique. Quelques douleurs articulaires.

E. B. 3 sept : Lœffler en enduit épais (aspect granuleux).

21 : Cocci.

Sorti le 22.

Observation V

Eugène B... 11 mois.

3 sept. : Malade depuis le 29 juillet.

Quelques fausses membranes sur les deux amygdales, sur piliers et côtés de la luette. Aspect saignant. Coryza purulent abondant. Ganglion bilatéral volumineux. 15 cmc.

4 sept. : 15 cmc.

6 sept. : 40 cmc.

E. B. : Lœffler en enduits épais.

Décédé le 6 septembre.

Observation VI

Camille B..., 10 ans.

5 sept. ; Malade depuis le 4. Une fausse membrane mince et peu étendue sur chaque amygdale. Un petit ganglion à droite. 40 cmc.

6 sept. : Un point blanc à droite.

8 sept. : Gorge nette.

E. B. : 6 sept. : Nombreux Lœffler.

14 sept. : Plusieurs colonies Lœffler.

20 sept. : Cocci.

Sortie le 22 sept.

Observation VII

André L..., 9 ans. Malade depuis le 5 sept.

6 sept. : Deux points blancs sur l'amygdale droite qui est très grosse et déchiquetée. Trois ou quatre points également sur le pilier postérieur droit et le fond du pharynx : 20 cmc.

7 sept. : 40 cmc.

8 sept. : Gorge nette.

E. B. 7 sept. : Nombreux bacilles Lœffler et cocci.

20 sept. : Quelques Lœffler

25 sept. : Streptocoque.

Sorti le 26.

Observation VIII

Carmen P..., 5 ans et demi.

6 sept. : Malade depuis trois jours. Tirage léger. Petite bande jaunâtre sur amygdale gauche. 3 ou 4 points blancs disséminés sur les deux amygdales et le voile. Rien sur la luette. Ganglion très petit des deux côtés. Voix claire mais toux rauque.

40 cmc.

8 sept. : Gorge nette.

E. B. 7 sept. : Nombreux Lœffler et bacilles courts.

11 sept. : Quelques Lœffler.

25 sept. : Cocci.

Sortie le 26.

Observation IX

Jeanne E..., 8 ans.

6 sept. : Malade depuis le 5. Fausses membranes volumineuses recouvrant toute la face interne et une partie de la face

antérieure de l'amygdale gauche. A droite petite fausse membrane. Quelques points jaunâtres assez volumineux sur piliers postérieurs. Gros ganglions de chaque côté. Voix claire.

40 cmc.

9 sept. : Gorge nette.

E. B. 7 sept. : Bacilles courts. Quelques Lœffler.

20 sept. : idem

25 sept. : Streptocoque.

Sortie le 26.

Observation X

Marie P..., 8 ans.

6 septembre : Malade depuis le matin. Amygdale gauche volumineuse avec fausse membrane recouvrant toute la partie externe et supérieure. A droite fausse membrane moyenne sur l'amygdale et plaques jaunâtres peu étendues sur piliers antérieurs et postérieurs. Ganglion plus gros à droite.

20 cmc.

7 sept. : 20 cmc.

9 sept. : Gorge nette.

E. B. 9 sept. : Enduit épais de Lœffler.

20 sept. : Cocci.

Sortie le 21.

Observation XI

Raymond H..., 3 ans.

7 sept. : Malade depuis 3 jours. Fausses membranes sur les 2 amygdales, 1 ganglion de chaque côté.

40 cmc.

9 sept. : Un point jaunâtre sur l'amygdale gauche. Toux rauque. Légère oppression. Fausse membrane sur commissure labiale côté droit.

10 sept. : Gorge nette.

E. B. : 10 sept. : Lœffler.

20 sept. : Rares colonies de Lœffler.

25 sept. : Cocci.

Sorti le 26.

Observation XII

René J..., 5 ans et demi.

7 sept. : Malade depuis 2 jours. Fausse membrane sur chaque amygdale. Un gros ganglion de chaque côté. 40 cmc.

9 sept. : Diphtérie purement amygdalienne. Bande jaunâtre sur partie interne des deux amygdales, un peu plus marquée à gauche.

11 sept : Gorge nette.

E. B. : 9 sept. : Nombreuses colonies Lœffler (Aspect granuleux.)

14 sept. : Lœffler et cocci.

20 sept. : Cocci.

Sorti le 22.

Observation XIII

Emilienne J..., 3 mois.

7 sept. : Malade depuis le 6. Oppression. 20 cmc.

8 sept. : Trachéotomie. Mauvais état général.

9 sept. : 40 cmc. Fausses membranes sur amygdales. Rien sur le voile du palais et la luette. Ganglions petits. Battements des ailes du nez. Respiration gênée, rapide ; légère teinte cyanotique.

10 sept. : Respiration rapide. Broncho-pneumonie, côté gauche. Rien dans la gorge.

E. B. : 7 sept. : Lœffler (aspect granuleux).

Décédée le 10 septembre.

Observation XIV

Augusta P..., 9 ans.

7 sept. : Malade depuis le matin. Fausses membranes peu épaisses sur les 2 amygdales. Rien sur le voile. Petit ganglion à droite. Gros ganglion à gauche, 40 cmc.

9 sept. : Petite membrane blanchâtre peu adhérente sur amygdale gauche.

10 sept. : Gorge nette.

20 sept. : Eruption de sérum.

22 sept. : Température 38°. Arthrite rhumatismale articulaire. Coxo-fémoral gauche.

23 sept. : Douleurs moins vives. 39°. Eruption en partie éteinte.

24 sept. : Douleurs presque disparues. Mouvements d'extension et de flexion possibles. Abduction limitée.

25 sept. : Mouvements complets à droite et à gauche.

E. B. : 9 sept. : Lœffler et cocci.

20 sept. : Cocci.

Sortie le 29.

Observation XV

Louis I..., 9 ans.

8 sept. : Malade depuis 2 jours. Fausses membranes sur les 2 amygdales. Rien sur le voile. Ganglions des 2 côtés, plus volumineux à gauche. 40 cmc.

9 sept. : Fausses membranes en partie tombées. Reste une seule sur amygdale gauche, peu adhérente.

10 sept. : 40 cmc. Fausses membranes assez étendues sur amygdales des 2 côtés, se prolongeant sur pilier antérieur et sur les bords de la luette.

12 sept. : Gorge nette.

E. B. : 16 sept. : Nombreuses colonies de Lœffler.
21 sept. : Cocci.
Sorti le 23.

Observation XVI

Marie Louise D..., 21 mois.

9 sept. : Malade depuis 15 jours. A reçu au début 20 cmc. Depuis trois jours toux rauque, voix éteinte. Tirage depuis le 8 septembre.

60 cmc. Tubage.

10 sept. : Teinte cyanotique. Respiration rapide, battement des ailes du nez.

E. B. : 10 sept. : Cocci.

Décédée le 10.

Observation XVII

Eugène V..., 22 mois.

9 sept. : Malade depuis 3 jours. Toux rauque, éteinte. A eu des accès de suffocation au début. Léger tirage. Fausses membranes sur chaque amygdale.

60 cmc.

10 sept. : Gorge nette. Plus de tirage.

E. B : 10 sept. : Lœffler (aspect granuleux.
25 sept. : Cocci.

Sorti le 26 septembre.

Observation XVIII

Théodore B..., 14 mois.

9 sept. : malade depuis 4 jours. Fausses membranes énormes recouvrant d'un seul bloc les amygdales, les piliers, la

luette mais paraissant se détacher sur les bords. Gros ganglions des 2 côtés.

40 cmc.

10 sept. : 20 cmc. Aspect abattu. Teint plombé.

11 sept. : 100 cmc. Très mauvais état général. Fausses membranes énormes très étendues. Teint plombé.

13 sept. : Etat général meilleur. Teint toujours cyanosé. Les fausses membranes ont presque disparu.

14 sept. : Un peu de paralysie du voile. Amélioration sensible de l'état général.

25 sept. : L'enfant tousse. Un peu de matité à droite, qui fait penser à un empêchement. Rien à la ponction exploratrice.

E. B. 11 sept. Lœffler (aspect granuleux).

Sorti le 26 sept. sur la demande de sa mère.

Observation XIX

Auguste M..., 5 ans.

9 sept. : Malade depuis le 8. Fausses membranes sur les 2 amygdales, plus marquées à gauche. Ganglions assez gros à gauche, petits à droite. 40 cmc.

11 sept. Gorge nette.

E. B. 11 sept. Lœffler (aspect graunleux)

21 sept. Cocci.

Sorti le 22.

Observation XX

René P.... 4 ans.

10 sept. Malade depuis le 9. Toux rauque, voix éteinte. Léger tirage. Tubage à 2 heures du matin.

Fausses membranes étroites formant une bande sur les amygdales et se prolongeant sur les bords du voile jusqu'à la base de la luette. Ganglions assez volumineux de chaque côté. 60 cmc.

13 sept. : 60 cmc. Détubé à 10 heures du matin.

Gorge nette.

E. B. 12 sept. Lœffler. Streptocoque.

25 sept. Cocci.

Sorti le 26.

Observation XXI

Ernestine Ch..., 4 ans.

11 sept. : Malade depuis le 10. Petite membrane très légère sur les 2 amygdales. 40 cmc.

13 sept : Gorge nette.

E. B. 13 sept. : Lœffler.

20 sept. : Cocci.

Sortie le 22.

Observation XXII

Yvonne B..., 11 mois.

11 sept. : Malade depuis 7 jours. Tirage. Tubée à l'entrée. Fausses membranes très discrètes sur les amygdales. 40 cmc.

13 sept. : 60 cmc. Détubage à 10 h. du matin. Gorge nette.

E. B. 12 sept. : Lœffler et Cocci.

25 sept. : Cocci.

Sortie le 26.

Observation XXIII

Germaine T..., 4 ans.

12 septembre. Malade depuis 8 jours. Voix éteinte, toux rauque. Tirage. Gorge entièrement tapissée de fausses membranes recouvrant absolument les piliers, la luette, les amyg-

dales, d'une épaisseur extraordinaire. Gros ganglions. Tirage intense. Cyanose. 100 cmc. Trachéotomie.

E. B. 12 sept. : Lœffler. (Aspect granuleux.)

Décédée le 12 à midi.

Observation XXIV

Rosalie S..., 10 ans.

12 sept. : Malade depuis 2 jours. Fausses membranes assez épaisses sur amygdales.

40 cmc.

14 sept. : Gorge nette.

E. B. 12 sept. : Lœffler (aspect granuleux).

20 sept. : Cocci et quelques bacilles courts.

Sortie le 21.

Observation XXV

Lucienne H..., 18 mois ; 12 sept.

12 sept. : Malade depuis le 11. Fausses membranes sur les deux amygdales. 40 cmc.

14 sept. : Gorge nette mais fausses membranes pas entièrement tombées.

16 sept. : Fausses membranes persistent. Coryza purulent. 60 cmc.

18 sept. : Gorge nette.

E. B. 14 sept. : Cocci. Quelques Lœffler.

25 sept. : Colonies assez nombreuses de Lœffler.

Sortie le 28.

Observation XXVI

Charles M..., 3 ans ; 12 sept.

22 sept. : Malade depuis le 11. Tirage et accès de suffcation. Membranes discrètes.

40 cmc.

11 sept. : Gorge nette.

E. B. 14 sept. : Lœffler.

25 sept. : Bacilles courts.

Sorti le 28.

Observation XXVII

Eugène B.... 11 ans.

13 sept. : Malade depuis le 12. Fausses membranes sur les deux amygdales. Rien sur la luette et le voile.

40 cmc.

15 sept. : Gorge nette.

E. B. 14 sept.; Lœffler et Cocci.

25 sept. : Bacilles courts et Lœffler.

Sorti le 28.

Observation XXVIII

Emile D..., 4 ans.

14 sept. : Malade depuis 5 jours. Tirage. Voix éteinte. Fausses membranes sur amygdales droite, gauche, voile du palais et devant la luette.

40 cmc.

16 sept. : 60 cmc. un peu de tirage.

17 sept. : Gorge nette. Plus de tirage.

E. B. 16 sept. : Lœffler.

25 sept. : Lœffler.

Sorti le 28.

Observation XXIX

Lucien M..., 6 ans

14 sept. : Malade depuis le 13. Gorge rouge et deux petites fausses membranes amygdaliennes. 40 cmc.

17 sept. : Gorge nette.

E. B. 16 sept. : Cocci et Lœffler.

27 sept. : Cocci et Lœffler.

Sorti le 1er octobre.

Observation XXX

Léontine C..., 5 ans 1/2.

15 sept. : Malade depuis 8 jours. Voix éteinte. Tirage. Fausses membranes en forme de bandes et de gros points isolés les uns des autres sur les deux amygdales. Rien sur la luette. Petit ganglion de chaque côté.

40 cmc.

16 sept : 60 cmc.

17 sept. : Fausses membranes diminuent mais quelques points blancs. Toux rauque, tirage, voix éteinte. Amygdales très grosses. Tubé à 3 heures de l'après-midi.

19 sept. : 60 cmc. Détubage. Gorge nette.

20 sept. : Eruption de scarlatine : 38°2.

E. B. 17 sept. : Lœffler moyen, bacilles courts.

24 sept. : Cocci.

Observation XXXI

Sarah V..., 4 ans.

16 sept. : Malade depuis 2 jours. Toux rauque, voix claire. Fausses membranes très épaisses recouvrant les deux amygdales et les piliers jusqu'à la base de la luette. Ganglion volumineux de chaque côté. *60* cmc.

17 sept. : Fausses membranes diminuent.

E. B. 17 sept. : Lœffler et cocci.

Sortie le 22 sept. sur la demande de la mère.

Observation XXXII

Georges C..., 13 mois.

16 sept. : Malade depuis 3 jours. Fausses membranes blanc jaunâtre couvrant chaque amygdale. Rien sur piliers et luette. Pas de ganglion volumineux. Voix claire. 40 cmc.

17 sept. : Gorge nette.

E.B. : 17 sept. Cocci et Lœffler.

Sorti le 29.

Observation XXXIII

Fernand B..., 4 ans ; 16 sept.

Malade depuis deux jours. Fausses membranes limitées aux deux amygdales. Ganglions assez volumineux.

Voix rauque.

15 sept. : 10 cent. cubes de sérum en ville.

16 sept. : 40 c. cubes.

17 sept. : E.B. Lœffler (aspect granuleux).

23 sept. : Eruption scarlatiniforme, 38°2 ; le malade passe à la scarlatine.

Observation XXXIV

Henriette V..., 5 ans 1/2 ; 16 sept.

Malade depuis 3 jours, se plaint de la gorge, voix couverte, pas de tirage.

Fausses membranes sur les deux amygdales, peu adhérentes, paraissant se détacher facilement. Rien sur la luette. Ganglions de chaque côté.

16 sept. : 40 cent. cubes.

18 sept. : Gorge nette.

E.B. 20 sept. : Lœffler.
 26 sept. : Lœffler.
Sortie le 4 octobre.

Observation XXXV

André L..., 4 ans 1/2. 17 sept.

Malade depuis deux jours : Frissons, vomissements, fièvre souffre de la gorge.

Fausses membranes sur les deux amygdales. A droite, la membrane empiète sur le pilier antérieur. Il y a une petite fausse membrane en voie de détachement sur le pilier postérieur gauche.

17 sept. : 40 c. cubes.
19 sept. : Gorge nette.
E.B. 25 sept. : Cocci et quelques Lœffler.
 27 sept. : Cocci.
Sorti le 30.

Observation XXXVI

Emile D..., 4 ans ; 17 sept.

Malade depuis 4 jours. Amygdales énormes semées de fausses membranes pigmentées et en voie de chute. Rien sur la luette. Petits ganglions.

17 sept. : 40 cmc.
19 sept. : 40 cmc. Persistance de F.M.
20 sept. : Gorge nette.
E.B. 20 sept. : Nombreuses colonies Lœffler.
 25 sept. : bacilles courts et quelques Lœffler.
 27 sept. : Cocci.
Sorti le 30.

Observation XXXVII

Suzanne C..., 3 ans. 17 sept.

Malade depuis le matin, se plaint de la gorge.

Fausses membranes en bouillie sur les deux amygdales, sur les côtés de la luette, sur les piliers antérieurs et postérieurs, ganglions petits. Gêne respiratoire assez marquée. Toux rauque, voix éteinte, léger tirage.

17 sept. : 40 cmc.

19 sept. : 60 cmc.. les membranes persistent.

20 sept. : Gorge nette, plus de tirage.

E.B. 17 sept. Lœffler.

20 sept. Lœffler.

28 sept. : Cocci.

Sortie le 30.

Observation XXXVIII

André B..., 2 ans 1/2. 18 sept.

Malade depuis 8 jours. Toux rauque, voix éteinte depuis 3 jours.

60 cmc. de sérum en ville en 3 séries de 20.

Tirage intense à l'entrée.

18 sept : 60 cmc. Tubage à 1 heure du matin.

Fausses membranes sur les 2 amygdales ; ganglions modérés de chaque côté. Paralysie du voile.

E. B : 21 sept. Lœffler et Cocci.

28. Cocci.

Sorti le 2 octobre.

Observation XXXIX

Céline L..., 3 ans 1/2, 18 sept.

Malade depuis la veille, ganglions cervicaux marqués. Asphyxie : Temp : 40°2 F. M. sur amygdales, luette, voile du palais.

18 sept. : 80 cmc.

Trachéotomie à 4 heures du soir.

Décédée à 11 heures du soir.

E. B. Lœffler.

Autopsie. — Larynx bourré de F. M. Fausses membranes également de l'œsophage et au-dessous incision de la trachéotomie qui est médiane. Rien aux poumons.

Observation XL

Blanche D..., 2 ans. 19 sept.

Malade depuis 3 jours.

Angine toxique. Hémorrhagie abondante par le nez et par la bouche. Membranes grisâtres sanguinolentes sur amygdales, piliers et voile du palais. Très mauvais état général.

19 sept. : 100 cmc.

20 sept. : Etat général semble se relever un peu quoique toujours bien mauvais.

21 sept. : même état.

22 sept. : 80 cmc. Hémorrhagie persiste. T. = 37,6.

Décédée le 22 à 4 heures du soir.

Observation XLI

Aline G..., 11 ans. 19 sept.

Malade depuis 8 jours. T : 38°2.

Membranes très épaisses, grisâtres, sur les 2 amygdales et sur les piliers. Luette engainée.

Très mauvais état général. Prostration, abattement, teint plombé : pouls très rapide, légère cyanose des lèvres.

19 sept. : 100 cmc.

20 sept. : même état général.

21 sept. : Légère amélioration. La malade est moins abattue, le pouls meilleur, le teint s'est éclairci.

22 sept. : 60 cmc. Les membranes persistent. T. : 37°6

24 sept. : Gorge nette. Etat général très bon. La malade cause et rit. T : 37.2.

E. B. Lœffler.

Sortie le 6 octobre.

Observation XLII

Louis..., 1 an 1/2. 19 septembre.

Malade depuis la veille. Tirage à l'entrée.

19 sept. : 60 cmc. Tubage à 6 h. du soir. T. : 37.

20 sept. : membranes sur piliers postérieurs et paroi postérieure du pharynx. T : 38°

21 sept. : L'enfant a craché son tube à 5 heures

60 cmc. Gorge nette.

22 sept. : E. B. Lœffler

28 sept. : E. B. Lœffler et Cocci.

Sorti le 3 octobre.

Observation XLIII

Rose D..., 2 ans 1/2. 20 sept.

20 sept. : 100 cmc.

Sœur de Blanche D. (Obs. XL.)

Membranes sur amygdales gauche. Points blanchâtres sur amygdale droite. Le nez coule et saigne un peu. Petits ganglions à droite et à gauche. État général mauvais.

21 sept. : Etat stationnaire.

22 sept. : Le teint s'éclaircit ; la prostration est moins grande ; l'hémorrhagie est arrêtée.

23 sept. : Gorge nette ; état général bon.

E. B. 21 sept. : Enduit épais de Lœffler.

26 sept. : Très peu de colonies. quelques Lœffler.

Sortie le 6 octobre.

Observation XLIV

Cécile L..., 6 ans, 21 sept.

Malade depuis 3 jours.

Plaques sur pilier postérieur droit. Points blancs sur amygdale gauche. Gros ganglion à droite, petit à gauche.

21 sept. : 40 cmc.

23 sept. : Gorge nette.

E. B. 23 sept. : Nombreux Lœffler.

28 sept. : Rares bacilles de Lœffler.

Sortie le 4 octobre.

Observation XLV

Maurice L..., 3 ans et demi, 22 sept.

Malade depuis 6 jours. A reçu 20 cmc. de sérum le 20, en ville.

A son entrée, léger tirage. Nez saigne un peu. Membranes dans la narine gauche. Large plaque sur pilier postérieur droit, sur amygdale gauche. Voile opalin sur paroi postérieure pharynx.

22 sept. : 40 cmc.

24 sept. : Gorge nettoyée.

E. B. 24 sept. : Nombreux Lœffler.

28 sept. : cocci.

Sorti le 30.

Observation XLVI

Suzanne B..., 3 ans et demi. 23 sept.

Malade depuis le matin.

Tirage marqué à l'entrée. *Tubage.*

Vomissements pendant le tubage qui ne soulage pas la malade. 10 h. du matin.

A 11 heures ; Trachéotomie : T. 38° 6.

Deux fausses membranes sur les deux amygdales ; une membrane dans narine droite.

Etat général extrêmement mauvais. Facies plombé, cyanose, refroidissement des extrémités, pouls incomptable.

23 sept. : 100 cmc.

24 sept. : Gargouillements. T. : 38°. Pouls 140. Le pus s'écoule en abondance par la canule. Etat général stationnaire.

25 sept. : Moins de pus par la canule. Etat général bien meilleur. T. : 37° 4. Pouls 130.

26 sept .: Augmentation de la température. La respiration est rapide, les pommettes très rouges. T. : 38°. Pouls 130. On ne perçoit rien à l'auscultation, à cause de la respiration bruyante de l'enfant.

27 sept. : T. : 38°. Etat stationnaire. Dyspnée toujours intense. Broncho-pneumonie nette. On soutient les forces de l'enfant au moyen de grogs, de champagne et de café.

28 sept. : T. : 39°. Même état.

29 sept. : T. : 37°. Malade plus calme.

30 sept. : T. : 37°. Etat général bon.

E. B. 23 sept. : Lœffler.

Sortie le 15 octobre.

Observation XLVII

Marguerite S..., 5 ans et demi. 23 sept.

Malade depuis 5 jours. Maux de tête et gorge.

T. : 37° 4. Gros ganglion à gauche et à droite. Jetage nasal abondant. Membranes dans la narine gauche. Petite plaque blanche au point d'implantation de la luette. Membranes sur pilier postérieur droit et amygdale. Voile opalin de l'arrière-gorge. Membrane sur pilier postérieur gauche. Cou proconsulaire. Etat général mauvais.

23 sept. : 60 cmc.

24 sept. : 40 cmc. Persistance des membranes, état général se relève, enfant moins abattu.

26 sept. : Le cou véritablement proconsulaire la veille, a beaucoup diminué. Etat général s'améliore toujours.

28 sept. : Légère épistaxis.

E. B. 24 sept. : Lœffler.

Sortie le 10 octobre.

Observation XLVIII

Jeanne S..., 2 ans et demi. 28 sept.

Malade depuis 3 jours. Petite plaque sur chaque amygdale. T. : 38°2.

23 sept. : 40 cmc.

24 sept. : Quelques points blancs. T, : 37°6.

25 sept. : Gorge nette.

E. B. 28 sept. : Cocci et quelques Lœffler.

1er octobre : Cocci.

Observation XLIX

Marie S..., 6 ans et demi. 23 septembre.

Malade depuis 3 jours. Plaque sur pilier postérieur droit, membrane au point d'implantation de la luette.

Ganglions à droite et à gauche petits. Un peu de jetage nasal.

23 sept. : 40 cmc.

25 sept. : Gorge nette.

E. B. : 28 sept. : Cocci, quelques Lœffler.

30 sept. : Bacilles courts. Cocci.

Sortie le 6 octobre.

Observation L

Marcel D..., 16 mois, 23 septembre.

Malade depuis 2 jours. Plaques sur les 2 amygdales. Tirage à l'entrée. Enfant abattu et pâle.

23 sept. : Tubage d'urgence à cinq heures matin. T. : 38°7, 60 cmc.

24 sept. : Muco-pus abondant. Ganglions à droite et à gauche. Voix éteinte.

25 sept. : Détubé à 5 heures. Bon état général. 60 cmc.

26 sept. : Rien dans la gorge.

E. B. : 28 sept. : Quelques Lœffler.

30 sept. : Cocci.

Sorti le 6 octobre.

Observation LI

Rose B..., 10 ans, 25 septembre.

Malade depuis 2 jours. T. 40°. Reçoit 40 cmc. de sérum à son entrée à 6 heures du soir.

25 sept. : 40 cmc.

26 sept. : Large membrane sur pilier postérieur droit et gauche, aspect gris jaunâtre des membranes qui s'étendent à paroi postérieure pharynx. Pas de jetage nasal. Ganglions petits à droite et à gauche. T. : 38.

17 sept. : Gorge nette.

E. B. : 25 sept. : Nombreux Lœffler.

30 sept. : Quelques Lœffler.

Sortie le 10 octobre.

Observation LII

Elise L..., 3 ans. 26 septembre.

Malade depuis 5 jours. Crache des fausses membranes depuis

2 jours. Fausses membranes sur les 2 amygdales. Rien sur luette. Petits ganglions des 2 côtés.

26 sept. : 40 cmc.

28 sept. : Persistance d'une petite fausse membrane sur partie inférieure des 2 amygdales.

29 sept. : Gorge nette.

E. B. : 27 sept. : Lœffler.

Sortie le 10 octobre.

Observation LIII

Emile M..., 6 ans, 26 septembre.

Malade depuis 3 jours. F. M., très épaisses, recouvrant amygdales, luette et piliers. Luette encapuchonnée. Ganglions volumineux.

26 sept. ; 60 cmc.

28 sept. : Gorge nette. E. B. : Lœffler et cocci.

Sorti le 10 octobre.

Observation LIV

Marcel L..., 14 mois. 26 sept.

Malade depuis 8 jours. FM. peu adhérentes aux amygdales et luette. Ganglion bilatéral peu vol.

26 sept. : 40 cmc.

28 sept. : 40 cmc. Persistance des membranes ; aspect saignant.

30 sept. : Gorge nette.

E. B. 27 sept. : Lœffler. — Sorti le 10 octobre.

Observation LV

André D..., 4 ans 1/2. 26 septembre.

Malade depuis 3 jours. Fièvre, vomissements. 40 cmc. la nuit.

27 sept. : F. M. très étendues recouvrant amygdales, piliers, luette ; gros capuchon sur luette, membranes très épaisses, ganglions vol. surtout à gauche.

60 cmc.

29 sept. : Gorge presque nette.

30 sept. : Plus rien dans la gorge.

E. B. Lœffler. — Sorti le 12 octobre.

Observation LVI

Paul R..., 9 ans, 27 septembre.

Malade depuis 3 jours. Fièvre, vomissements, se plaint gorge.

F. M. assez étendues sur amygdales et pilier ant., se prolongeant jusqu'à base luette qui est indemne, ganglions vol. des deux côtés.

27 sept. : 40 cmc.

29 sept. : Gorge nette.

E. B. 29 sept. : Lœffler.

Sorti le 12.

Sur les 56 cas de diphtérie que nous avons soignés à Trousseau pendant le mois de septembre 1901, par la méthode intensive, nous avons perdu six malades.

Si de ce chiffre brut, nous enlevons, comme nous le faisons dans toutes les statistiques parallèles de septembre, les cas où le malade est mort moins de 24 heures après son entrée à l'hôpital, nous arrivons à trois décès seulement.

Il reste donc 56 — 3 = 53 malades traités, répartis comme suit :

Angine diphtérique simple..	42 cas,	décès 0.
Angine avec croup. Tubage..	7 —	décès 0.
Trachéotomie.............	1 —	décès 0.
Angine toxique............	3 —	décès 3.

Tous les examens bactériologiques sont positifs.

Si nous analysons ces 3 cas d'angine toxique (obs. V, XIII, XL), nous voyons que dans le premier cas (V) il s'agit d'une angine datant déjà de cinq jours, d'une angine vieille dans laquelle le bacille a eu libre cours de se développer, n'étant combattu par aucun moyen. De plus, nous ferons remarquer que ce malade n'a pas bénéficié de notre thérapeutique active ; et il nous est permis d'espérer que la maladie aurait évolué autrement si d'emblée on lui avait fait les 80 ou 100 cmc. de sérum que son état général réclamait.

La malade de notre observation XIII est dans le même cas. Elle a été traitée par des doses faibles, et cependant nous constatons la chute rapide des membranes. La malade n'a pas succombé à sa diphtérie, mais à une complication secondaire, à la broncho-pneumonie, si meurtrière chez l'enfant. Qui sait le résultat que nous aurions obtenu par une méthode plus active, en débarrassant plus tôt l'enfant de son intoxication ?

Nous n'avons en somme, à noter qu'un seul insuccès (Obs. XL). Nous avons dans ce cas fait largement nos injections. Mais l'intoxication remontait déjà à trois jours. Nous arrivions un peu tard. Même dans ce cas, nous avons pu suivre le relèvement momentané de l'état général ; l'enfant semblait vouloir lutter victorieusement contre son infection. Malheureusement nous n'avons pu arriver à combattre son hémorrhagie. L'intoxication était trop avancée.

En tenant compte de ces facteurs, nous arrivons à un décès avoué, et deux discutables. Si nous prenons la moyenne, nous obtenons sur 53 cas, deux décès ; soit une mortalité de 4 °/。 environ.

Nous avons fait une enquête au mois de septembre, dans les différents services de diphtérie à Paris. MM. Barbier, Tollemer, Renault, ont bien voulu nous communiquer leur statistique. La méthode employée par ces différents chefs de service est la méthode des doses faibles, 20 cmc., et répétées.

Voici la statistique comparée :

Hôpital Hérold.

Service de M. le docteur Barbier. sept. 1901.

30 cas de diphtérie entrants.
3 morts dans les 24 heures.
27 cas soignés.
3 décès.
Pourcentage : 10 °/。 environ.

Hôpital des Enfants-malades.

Statistique due à l'obligeance de M, le docteur Renault suppléant M. Marfan.

71 entrants.
7 morts dans les 24 heures.

Reste 64 traités.

8 décès.

Soit 12 % environ.

Nous ne publions pas la statistique de l'hôpital Bretonneau. Elle porte en effet un nombre de cas trop faible pour pouvoir établir une statistique, de plus il ne s'agit que de cas d'angine très légère.

CONCLUSIONS

L'efficacité de la sérothérapie antidiphtérique ne peut plus être mise en doute.

On peut, cependant, discuter sur la façon d'employer ce médicament merveilleux.

L'étude attentive des faits depuis quelques années, montre que la diphtérie devient plus meurtrière et plus maligne.

Aussi, il y a lieu d'étudier parallèlement à cette aggravation, si les doses injectées jusqu'à ce jour sont suffisantes.

L'étude montre que les résultats obtenus sont bien meilleurs, bien supérieurs et bien plus constants, si on fait usage de doses plus élevées, même dans les diphtéries en apparence légères. La statistique de la mortalité tombe à 4 % au lieu de 9 % (statistique de Roux).

INDEX BIBLIOGRAPHIQUE

Traité des maladies de l'enfance. (Grancher-Comby-Marfan) article Diphtérie.

Revue des maladies de l'Enfance, 1897-1901.

Archives de médecine infantile, 1897-1901.

Gazette des maladies infantiles, 1897-1901.

Bulletins de la Société de pédiatrie, 1897-1901.

Barbier : Bulletin de la Société médicale des hôpitaux, 1897-1901.

— Société biologique, 1894.

Barbier et Ulmann : La diphtérie.

Barbier : Société thérapeutique, 25 mai 1898.

Landouzy : Sérothérapie, 1898.

Bourges : Diphtérie.

Dumas : Contrib. à l'étude de la diphtérie (*thèse*, 1898).

Bayeux : La diphtérie (*thèse*, 1899).

Molinié : Sérothérapie à dose intensive (*thèse*, 1901).

Semaine médicale, 11 décembre 1901.

Presse médicale, 13 décembre 1901.

Annales de l'Institut Pasteur, 1891-1901.

IMPRIMERIE F. DEVERDUN, BUZANÇAIS (INDRE).

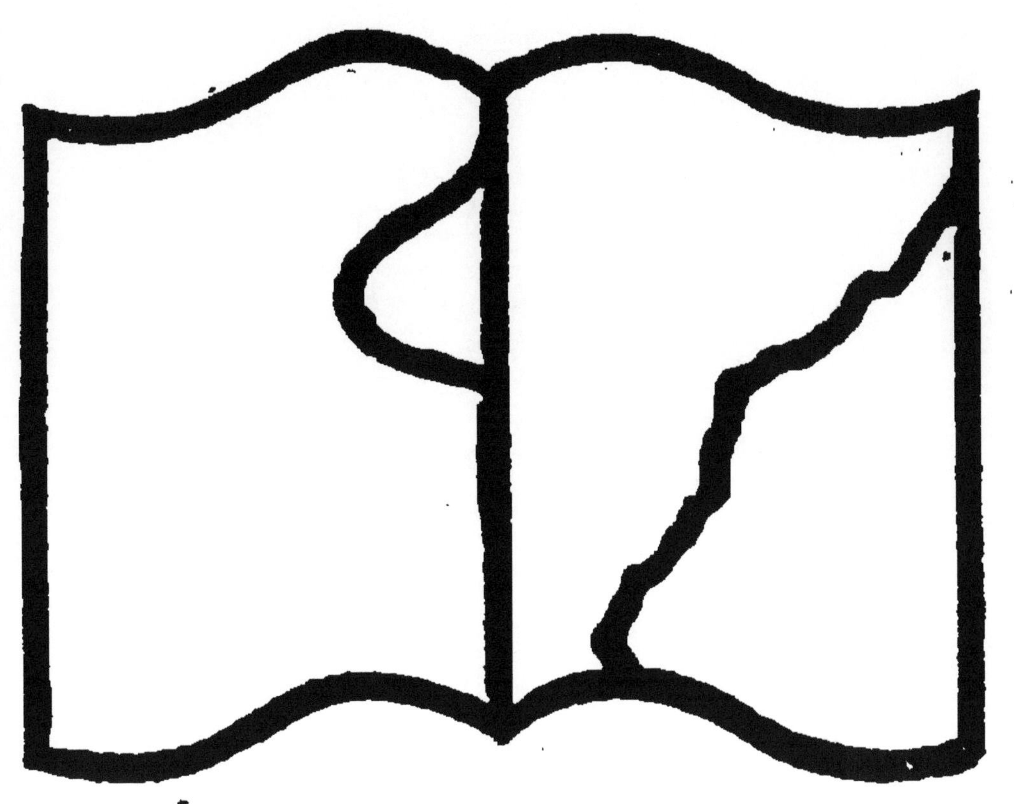

www.ingramcontent.com/pod-product-compliance
Ingram Content Group UK Ltd.
Pitfield, Milton Keynes, MK11 3LW, UK
UKHW022133190726
13855UKWH00003B/1120

9 782013 551373